BEI GRIN MACHT SICH IHR
WISSEN BEZAHLT

AF166495

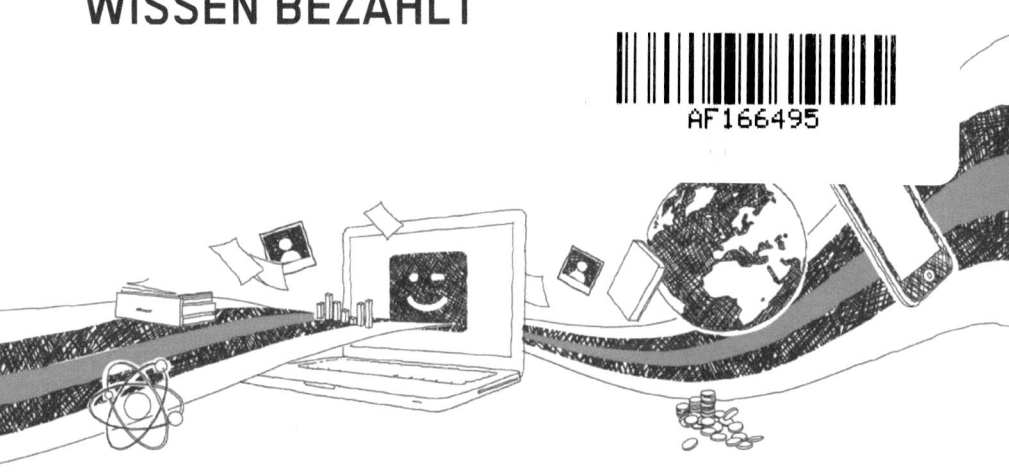

- Wir veröffentlichen Ihre Hausarbeit,
  Bachelor- und Masterarbeit

- Ihr eigenes eBook und Buch -
  weltweit in allen wichtigen Shops

- Verdienen Sie an jedem Verkauf

Jetzt bei www.GRIN.com hochladen
und kostenlos publizieren

GRIN

Die Tako-Tsubo-Kardiomyopathie. Risikomarker und Frühsymptom einer Krebserkrankung?

Sandra Waldermann-Scherhak

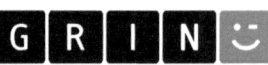

Bibliografische Information der Deutschen Nationalbibliothek:

Die Deutsche Nationalbibliothek verzeichnet diese Publikation in der Deutschen Nationalbibliografie; detaillierte bibliografische Daten sind im Internet über http://dnb.d-nb.de abrufbar.

ISBN: 9783346600691
Dieses Buch ist auch als E-Book erhältlich.

Druck und Bindung: Books on Demand GmbH, Norderstedt Germany
Gedruckt auf säurefreiem Papier aus verantwortungsvollen Quellen

Das vorliegende Werk wurde sorgfältig erarbeitet. Dennoch übernehmen Autoren und Verlag für die Richtigkeit von Angaben, Hinweisen, Links und Ratschlägen sowie eventuelle Druckfehler keine Haftung.

Das Buch bei GRIN: https://www.grin.com/document/1177376

FOM Hochschule für Oekonomie & Management Düsseldorf
Hochschulzentrum Düsseldorf

Berufsbegleitender Studiengang
Gesundheitspsychologie & Medizinpädagogik (B. A.)

4. Semester

Scientific Essay in Modul Spezielle Krankheitslehre & Therapie

Tako-Tsubo-Kardiomyopathie – Risikomarker und Frühsymptom einer Krebserkrankung?

Autorin: Sandra Waldermann-Scherhak

Abgabedatum: 2021-02-13

Inhaltsverzeichnis

Abkürzungsverzeichnis III

1   Einleitung 4

    1.1   Problemstellung 4

    1.2   Zielsetzung und Gang der Arbeit 5

2   Theoretischer Hintergrund 6

    2.1   Definition und Klassifikation TTC 6

    2.2   Epidemiologie 6

    2.3   Ätiologie 7

3   Tako-Tsubo-Kardiomyopathie 8

    3.1   Symptome 8

    3.2   Diagnostik 8

    3.3   Komorbidität 9

    3.4   Prognose und Therapie 9

    3.5   Mortalität 10

4   Zusammenhang von TTC und Krebs 11

    4.1   Aktuelle Studienlage zur Korrelation von TTC & Krebs 11

    4.2   TTC als Risikomarker einer nicht diagnostizierten Krebserkrankung 12

    4.3   Mortalitätsrate bei Ko-Inzidenz von Krebserkrankungen und TTC 12

    4.4   Prävention 13

5   Fazit 14

Anhang 1: "Vergleich normales Herz und Herz mit TTC" 15

Anhang 2: "Emotionale und Physische Trigger für TTC" 16

Anhang 3: "Inzidenz für TTC in der Corona-Zeit" 17

Anhang 4: "Internationales Takotsubo-Register" 18

Literaturverzeichnis 19

Anmerkung der Redaktion: Teile des Anhangs wurden aus urheberrechtlichen Gründen entfernt.

Abkürzungsverzeichnis

AHA	American Heart Association
AKS	Akutes Koronarsyndrom
ALKK	Arbeitsgemeinschaft Leitende Kardiologische Krankenhausärzte
BfArM	Bundesinstitut für Arzneimittel und Medizinprodukte
BMG	Bundesministerium für Gesundheit
bzw.	beziehungsweise
CT	Computertomographie
DGK	Deutsche Gesellschaft für Kardiologie
ECHO	Echokardiographie
EKG	Elektrokardiogramm
ESC	Europäischen Gesellschaft für Kardiologie
ICD-10	International Statistical Classification of Diseases, 10. Revision
KHK	Koronare Herzerkrankung
MKI	Myokardinfarkt
MPS	Myokard-Perfusionsszintigraphie
MRT	Magnetresonanztomographie
MSZ	Myokardszintigraphie
SE	Scientific Essay
TTC	Tako-Tsubo-Cardiomyopathie
TTE	Transthorakale Echokardiographie
UKG	Ultraschallkardiografie
USZ	Universitätsspital Zürich

1   Einleitung

„Im Zeitalter der verzögerten degenerativen Krankheiten bleiben kardiovaskuläre Erkrankungen und Krebserkrankungen die häufigsten Gründe für Morbidität und Mortalität, wo-
bei kardiovaskuläre Erkrankungen 40% aller Todesfälle ausmachen" (Suttorp et. al,
2016). Krebserkrankungen nehmen nach den Herz-Kreislaufkrankheiten den zweiten
Platz in der Rangfolge der Todesursachen ein. (BMG, 2020). Nach Angaben des Zent-
rums für Krebsregisterdaten versterben 24,5%, jeder 4. Mensch, mit 24,5% an den Folgen
eines bösartigen Tumors. Beide Krankheitsbilder können tödlich sein, haben aber gute
Aussichten auf Heilung. Das Überleben, einer kardiovaskulären oder malignen Erkrankung, hängt maßgeblich vom Zeitpunkt der Entdeckung ab. Je früher eine Erkrankung
diagnostiziert wird, desto schneller kann eine Behandlung und Therapie eingeleitet werden und umso wahrscheinlicher sind die Chancen auf einen Heilerfolg. Nur durch Erkenntnis einer kausalen Korrelation, zwischen Herz- und Krebserkrankung, kann eine ge-
zielte und rechtzeitige Behandlung beider Krankheitsbilder sichergestellt werden.

1.1   Problemstellung

TTC ist in den letzten Jahren ein häufig diagnostiziertes Krankheitsbild, da es die gleichen
Symptome wie die eines akuten MKI aufweisen kann. Aufgrund der Herzinfarkt-ähnli-
chen Symptome kommt es häufig zu falschen Einschätzungen und Fehldiagnosen. TTC
entsteht meist nach belastenden Lebensereignissen. Demzufolge können Menschen nach
einer diagnostizierten Krebsdiagnose eine TTC entwickeln. Ab Diagnosestellung können
Krebserkrankte unterschiedliche Ängste entwickeln: Angst vor bevorstehenden medizi-
nischen Behandlungen, einem negativen Krankheitsverlauf, vor möglichen Begleiter-
scheinungen und Schmerzen oder vor den Nebenwirkungen der Therapie. Schlimmsten-
falls entwickeln Betroffene Angst sterben zu müssen. In Remissionsphasen kann sich Re-
zidiv- oder Progredienzangst entwickeln, die Betroffene ständig begleitet. Krebs-Patien-
ten haben demzufolge ein erhöhtes Risiko für TTC.

1.2   Zielsetzung und Gang der Arbeit

In diesem SE wird hauptsächlich auf das Krankheitsbild des TTC und einem möglichen Zusammenhang einer Krebserkrankung eingegangen. Dies inkludiert im zweiten Kapitel die Definition, Epidemiologie, Ätiologie einer TTC. Die Symptome, Diagnostik, Prognosen und Therapie sowie die Komorbidität und Mortalität werden im dritten Kapitel erläutert. Im vierten Kapitel wird der Frage nach einem kausalen Zusammenhang zwischen TTC und Krebserkrankung nachgegangen und es werden zwei aktuelle Studie vorgestellt. Nachgegangen werden soll der Frage: Wenn eine Krebserkrankung eine TTC begünstigt, ob eine diagnostizierte TTC im Umkehrschluss – als Risikomarker und Frühsymptom – auch auf eine ‚unentdeckten Krebserkrankung' aufmerksam machen kann. Das fünfte Kapitel bildet das Fazit, in dem abschließend die Verbindung zwischen TTC und Krebserkrankung beleuchtet wird und welches mit kritischer Würdigung einen Ausblick auf möglichen Forschungsbedarf und neue Handlungsperspektiven gibt.

6

2   Theoretischer Hintergrund

2.1   Definition und Klassifikation TTC

„TTC: akute, reversible linksventrikuläre Funktionseinschränkung mit apikaler Akinese, häufig durch eine psychische Belastungssituation hervorgerufen, insbesondere bei Frauen > 60 Jahre. Möglich sind ein leichter Tropinanstieg und infarktähnliche Veränderungen im EKG" (Pottgießer & Ophoven, 2015). TTC ist eine diagnostizierte Erkrankung des Herzmuskels, die durch eine zeitweise Einschränkung der Herzmuskelfunktion – bei zeitgleich unauffälligen Herzkranzgefäßen – erstmals Anfang 1990 in Japan klassifiziert wurde. (Sato, 1990). Der Begriff ‚Tako-Tsubo' ist charakterisiert, weil die linke Herzkammer in der Akutphase eine flaschenförmige Morphologie aufweist. (Wittstein et al, 2005) Die Namensgebung erfolgte durch die Erstbeschreiber Sato & Dote et al., die eine Ähnlichkeit zum traditionellen japanischen Tonkrug, der als Oktopus-Falle ‚Tako-Tsubo' eingesetzt wird, feststellten. Das Fanggefäß mit engem Hals und ballonartigem Körper wies eine ähnliche Form des linken Ventrikels auf, welches im Akutstadium der Erkrankung wie ein Ballon im Bereich der Herzspitze aufbläht. (Nef et al., 2008). Bezeichnungen wie ‚Apical-ballooning-syndrome', ‚Broken-heart-syndrome' und ‚Stress-Kardio-Myopathie' folgten später. Seit 2006 wird TTC gemäß der AHA zu den erworbenen Formen der Kardiomyopathien gezählt. Als Erkrankung ist er im ICD-10 mit Code I42.0 klassifiziert und unterteilt sich in: I42.0: *Toxische Kardiomyopathie*; I42.8-: *Sonstige Kardiomyopathien*; I42.80: *rechtsventrikuläre Kardiomyopathie*; I42.88: *Sonstige Kardiomyopathien*. (ICD-10-GM, Version 2021)

2.2   Epidemiologie

Die Inzidenz beträgt 2,3% bei den Betroffenen mit TTC, die mit Verdacht auf ein AKS eingeliefert wurden. Die Daten stammten aus dem Tako-Tsubo-Register der ALKK und zeigten insgesamt 324 PatientInnen aus 37 Kliniken, mit einem Frauen-Anteil von 91% und einem Männer-Anteil von 9%. Wahrscheinlich ist die Inzidenz der TTC noch deutlich höher als bisher angenommen (Sharkey & Maron, 2014). Das Durchschnittsalter bei Diagnosestellung betrug 68±12 Jahre (Wedekind et al., 2006) und 60–75 Jahre (Akashi et al. 2008), jedoch wurde TTC auch bereits bei Neugeborenen beobachtet (Greco et al. 2011). Es existieren Berichte über familiäre Häufungen des Krankheitsbildes (Pison et al. 2004; Cherian et al. 2007; Kumar et al. 2010). Neue Erkenntnisse zeigen, dass bei bis zu 15% der Patienten mit TTC eine KHK nachzuweisen ist (Templin et al., 2015). Die Prävalenz der TTC ist bislang noch unbekannt. Aus bisherigen Fällen geht hervor, dass ca. 1-2% aller Patienten mit den Symptomen eines AKS bzw. eines MKI an dieser Erkrankung leiden (Prasad et al., 2008).

2.3   Ätiologie

Die Stress-Kardiomyopathie entstand durch Beobachtungen, dass diese häufig nach psychischen oder physischen Stressereignissen auftritt (Wittstein et al., 2005). Bei bis zu 50% der Betroffenen lässt sich beim Einsetzen der Symptomatik ein *vorangegangenes Stressereignis* ‚emotionaler oder physischer Natur' nachweisen (Weihs et. al, 2013; 2016). In 30% der Fälle wird TTC durch emotionale Trigger wie Trauer, Ärger oder finanzielle Probleme ausgelöst, aber auch durch freudvolle Momente. Bei etwa 40% der betroffenen Patienten gibt es körperliche Trigger wie chirurgische Eingriffe oder körperliche Schmerzen. In 30% sind die Auslöser unbekannt. Aktuelle Untersuchungen ergaben, dass auch positiver Stress TTC auslösen kann, wenn auch wesentlich seltener als negativer Stress. Freudvolle Erlebnisse wie eine Hochzeit, ein Geburtstag oder ein Lottogewinn … oder eine Überraschungsfeier (Wittstein et. al, 2005)….können demnach ebenfalls TTC begünstigen. Vollständig geklärt werden konnte der Zusammenhang zwischen emotionaler Belastung und physischer Veränderung des Herzmuskels bislang noch nicht. „Die Auslöse-Mechanismen sind größtenteils noch nicht bekannt." (Wedekind et. al, 2006). Untersucht wurde von Wittstein et. al, 2005 die Konzentration der Katecholamine im Blut während eines akuten Anfalls. Diese wurden mit Werten von Herzinfarkt-Patienten verglichen. TTC-Betroffene zeigten eine erhöhte Ausschüttung der Stresshormone, sogenannte ‚*Katecholamine*' wie Adrenalin und Noradrenalin im Blut, die Durchblutungsstörungen und Krämpfe im Herzmuskel auslösen. Diskutiert werden u.a. Koronarspasmen und eine katecholaminassoziierte mikrovaskuläre Dysfunktion. Die Ätiologie konnte nicht abschließend geklärt werden.

3   Tako-Tsubo-Kardiomyopathie

3.1   Symptome

TTC äußert sich wie ein akuter Herzinfarkt, mit plötzlich einsetzendem Druckschmerz sowie Engegefühl im Thoraxbereich (*„Angina pectoris"*). Das EKG weist infarkttypische Veränderungen auf. Es kommt zur Freisetzung von kardialen Enzymen *„Kreatininkinase"* und kardialen Makern *„Troponin"*. Im Vergleich zum Herzinfarkt treten jedoch keine Verengungen von Herzkranzgefäßen (*„Koronarstenosen"*) auf. (Wedekind et. al, 2006; Nef et al., 2008; Erdmann, 2011). Die Symptome treten meist unmittelbar nach einer emotionalen oder körperlichen Belastung auf. Betroffene zeigen beschleunigten Herzschlag (*„Tachykardie"*) bei sinkendem Blutdruck (*„Hypotonie"*). Übelkeit, Erbrechen und Schweißausbruch treten häufig auf. Das Herz, zeitweise in seiner Funktionsfähigkeit eingeschränkt, kann Beschwerden einer Herzschwäche (*„Herzinsuffizienz"*) aufweisen. Das Blut, da es nicht mehr vollständig in den Kreislauf zurückbefördert wird, staut sich in Lunge und venösen Gefäßen. Demzufolge können Wasseransammlungen (*„Ödeme"*) in Lunge und Beinen entstehen. Der initiale Verdacht eines Herzinfarktes (*„Myokardinfarkt"*), kann beim Betroffenen einen emotionalen Schock, Panik bzw. Todesangst auslösen.

3.2   Diagnostik

Eine kardiale Bildgebung ist notwendig, um ein TTC zu diagnostizieren. Zur Diagnostik werden nicht invasive Verfahren wie das TTE, kardiale MRT herangezogen. Dazu zählen Untersuchungen mittels Herzkatheter, sowie die kardiale CT-Angiographie als mini-invasiv, da ein Kontrastmittel gespritzt wird. Im Einzelfall ist eine nuklearmedizinische Untersuchung wie MSZ, MPS oder Radionuklid erforderlich. In ungefähr zwei Drittel der Erkrankungsfälle lässt sich während der Akutphase eine *„Ballonierung"* im Bereich der Herzspitze (*„typische Form"*) feststellen. Ein Drittel der Betroffenen, zeigt eine inverse Kontraktionsstörung der linken Herzkammer unter Aussparung der Herzspitze (*„atypische Form"*). Die Pumpfunktion der linken Herzkammer ist in der Akutphase, bei beiden Formen, stark eingeschränkt.

3.3   Komorbidität

Gianni et al. 2006 untersuchten die Prävalenz kardiovaskulärer Risikofaktoren bei Patientinnen mit einer TTC. Bei 43% der PatientInnen wurde Bluthochdruck (‚*arterieller Hypertonus*‘), bei 25,45% eine erhöhte Cholesterinkonzentration (‚*Hyperlipidämie*‘) und bei 11% *Diabetes mellitus* festgestellt. Das Durchschnittsalter der Betroffenen schwankt in den Studien zwischen 62 und 76 Jahren (Pilgrim & Wyss, 2008). Auffällig ist, dass ca. 90% der Betroffenen Frauen sind, davon nur wenige jünger als 50 Jahre. Postmenopausale Frauen sind demnach häufig betroffen (Gianni et al., 2006). Studien weisen darauf hin, „dass die Erkrankung womöglich deutlich unterdiagnostiziert wird, da häufig auch bei akuten neurologischen Erkrankungen wie Hirnschlag, Epilepsie oder Hirnblutungen eine TTC auftreten kann" (Templin & Ghadri, 2015). Auch eine genetische Veranlagung halten Forscher für möglich, da Veränderungen des Erbguts auch Krebs und Übergewicht beeinflussen. Auffällig ist, dass Gene für Blutdruck und Funktion der Schilddrüse Veränderungen zeigten.

3.4   Prognose und Therapie

Im Vergleich aller Herzmuskelerkrankungen, hat die TTC die beste Prognose. Regionale ‚charakteristische Wandbewegungsstörungen‘ des linken Ventrikels bilden sich innerhalb weniger Tage bis Wochen vollständig zurück. (Weihs et. al., 2013; Weihs et, al, 2016) Dauerhafte Schäden am Herz ergeben sich in seltenen Fällen. Bei Veranlagung liegt das Risiko einer erneuten TTC bei ungefähr 10 %. Bei den meisten Betroffenen kann sich, nach einigen Wochen ohne Stress oder erneute Auslöser, die Herzfunktion vollständig normalisieren. Die TTC klingt ohne Folgen ab. Grundsätzlich kann sie als gutartig verlaufendes Krankheitsbild betrachtet werden. Dennoch zeigen Studien der letzten Jahre, dass die Prognose schlechter sein kann als initial angenommen. (Möhlenkamp et. al, 2020). In bis zu 11 % der beschriebenen Fälle kann TTC rezidivierend auftreten (Elesber et. al, 2007). Eine stationäre Behandlung erfolgt symptom-orientiert und supportiv um Komplikationen abzuwenden. Bei leichten Verläufen kann abgewartet werden; eine medikamentöse Behandlung mit Betablockern, ACE-Hemmern und Aldosteron-Antagonisten unterstützen. Die Gabe von Heparin bzw. Aspirin kann die Thrombenbildung in dem Ventrikel verhindern und somit späteren Embolien vorbeugen (Prasad, et al., 2008). Da ein emotionaler Trigger, höheres Alter und Tumorerkrankungen mit einer schlechten Prognose assoziiert sind, sollten nach Beendigung der Akuttherapie auch psychosomatische Aspekte in Betracht gezogen werden. Bislang fehlen randomisierte klinische Studien, die spezielle Therapieempfehlungen bei TTC stützen.

3.5   Mortalität

Die TTC ist keine harmlose Erkrankung, sondern akut lebensbedrohlich; Morbidität und Mortalität sind auch langfristig erhöht (Möller et al., 2016). Auf die eingeschränkte Pumpleistung kann ein Herzstillstand folgen. Jeder 20. Patient verstirbt in der Phase und jeder 10. erleidet binnen 48 Stunden einen ‚kardiogenen Schock'. Es ist erforderlich, Betroffene in der Akutphase intensiv-medizinisch zu überwachen. Bis zur Erholung der Herzfunktion sollte sie im Krankenhaus verbleiben. (DGK, 2016).

Die Rate schwerer unerwünschter kardialer und zerebrovaskulärer Ereignisse beträgt 9,9% pro Patienten-Jahr, die Sterberate 5,6%. (Templin et al., 2015). Obgleich die Herzfunktion sich bei den meisten Betroffenen binnen weniger Tage normalisiert, entwickelt etwa jeder 5. Betroffene, innerhalb der ersten Tage nach dem TTC-Anfall, ernsthafte Komplikationen. Bis 20% der Betroffenen entwickeln eine ‚akute Herzinsuffizienz' (Madhavan et al. 2011; Sharkey und Maron 2014), bis 10 % einen ‚kardiogenen Schock' (Hachamovitch et al. 1995) und 10–20 % ‚höhergradige Arrhythmien' (Pilgrim und Wyss 2008; Migliore et al. 2013).

Verschiedene Autoren bestätigen eine geringe Krankenhaussterblichkeitsrate von 2,2% (Schneider et al., 2010). In einer 4-jährigen Follow-up-Studie (Elesber et al. 2007) wurde keine signifikant höhere Mortalität im Vergleich zu einer Population des gleichen Alters und Geschlechtes bestätigt. In dieser Studie betrug die Rezidivrate von PatientInnen mit gesicherter TTC-Diagnose 11,4% (Elesber et al., 2007). In 99% der Fälle regeneriert sich das Herz wieder vollständig, nur 1% der Patienten stirbt an Komplikationen wie Vorhofflimmern oder Multiorganversagen. (Stollberger et al., 2006).

4 Zusammenhang von TTC und Krebs

4.1 Aktuelle Studienlage zur Korrelation von TTC & Krebs

Die Kardio-Onkologie als medizinisches Forschungsgebiet ist noch relativ jung. Entstanden ist sie aus der Erkenntnis, dass Krebserkrankung und Krebsbehandlung Auswirkungen auf das Herz des Patienten haben (Templin et al., 2015). Die These, dass zwischen dem Auftreten der TTC und einer Krebserkrankung ein Zusammenhang besteht, wurde bislang in zwei Studien untersucht. In einer Studie des Universitätsklinikums Schleswig-Holstein wurden in Lübeck und München von 2004 bis 2014 insgesamt 1.600 TTC-Patienten erfasst, um die Häufigkeit einer Krebserkrankung und die Langzeit-Prognose zu ermitteln. Es folgte ein Follow-up inklusive einer Verlaufskontrolle der Herzfunktion. Per Telefoninterview wurde die Langzeitprognose ermittelt, die Nachbeobachtungsdauer betrug ca. vier Jahre. Durchschnittlich litt jeder 6. TTC-Patient, entspricht ca. 18%, tatsächlich an Krebs. „Bei insgesamt 286 TTC-Patienten konnte eine Krebs-Grunderkrankung identifiziert werden." (Templin et al., 2015).

Abgesehen von arteriellem Bluthochdruck, der in der Gruppe mit Krebserkrankungen etwas häufiger auftrat, zeigten sich zwischen den beiden Gruppen (TTC-Patienten mit oder ohne Krebserkrankungen) keine signifikanten Unterschiede. Darüber hinaus zeigte sich bei 24% der TTC-Patienten mit Krebs-Erkrankung ein signifikant erhöhter Anteil nicht-kardiovaskulärer Todesursachen - im Vergleich TTC-Patienten ohne Krebserkrankung nur 6 %. Untersuchungen und Erklärungen zufolge, kommt es durch einen ‚katecholaminproduzierenden Tumor' zur vermehrten Hormonfreisetzung (‚*Katecholamin*'), die eine Störung und Schädigung der Zellen im Herzmuskel hervorruft.

Forscher der Klinik für Kardiologie und des Herzzentrums am USZ haben Daten einer weltweit größten Studie mit 1.750 TTC-Patienten veröffentlicht. In dieser wurde bewiesen, dass ‚psychiatrische und neurologische Leiden' bei TTC ebenfalls bedeutsam sind und mit einer erheblichen Sterblichkeit einhergehen. An der Studie beteiligten sich 26 renommierte kardiologische Zentren aus neun Ländern (Schweiz, Deutschland, Österreich, Finnland, Frankreich, Italien, Polen, England und USA).

4.2   TTC als Risikomarker einer nicht diagnostizierten Krebserkrankung

Wissenschaftlich erwiesen ist, dass Krebspatienten ein erhöhtes Risiko für eine stressbe-
dingte Kardiomyopathie haben. Umgekehrt gibt es Hinweise darauf, dass eine TTC ein
Risikomarker für eine bislang nicht diagnostizierte Krebserkrankung sein kann. (Möller
et al., 2016). Aufgrund dessen ist es für Betroffene sinnvoll, sich nach der TTC-Diagnose
auch auf Krebs untersuchen zu lassen. Behandelnde Ärzte sollten bei Krebspatienten mit
Brustschmerzen und/oder Kurzatmigkeit oder EKG-Anomalien an das Takotsubo-Syndrom denken (Templin et al., 2015). Experten erachten es deshalb für begründet, bei TTC-
Patienten systematisch auf Krebserkrankungen zu achten. „Vor dem Hintergrund dieser
Ergebnisse halten wir es für sinnvoll, bei TTC-Patienten eine ‚kleine Tumorsuche‘ durch-
zuführen, bestehend aus Röntgen des Brustkorbs, Ultraschall der Bauchregion, großem
Blutbild sowie einer allgemein empfohlenen altersabhängigen Krebsvorsorge". (Möller
et al., 2016)

4.3   Mortalitätsrate bei Ko-Inzidenz von Krebserkrankungen und TTC

Laut ESC Abstract besteht bei TTC-Betroffenen ein doppelt hohes Risiko, innerhalb von
3 Jahren an einer Herz-Kreislauf-Krankheit zu versterben, wenn sie aktuell oder zuvor an
Krebs erkrankten (Tarantino et al., 2018). Wie Forscher herausfanden, ließ sich die TTC
bei Krebspatienten seltener auf einen emotionalen als einen physischen Auslöser wie eine
medizinische Behandlung oder ein ‚physisches Trauma‘ zurückführen. Es konnte gezeigt
werden, dass die Mortalitätsrate aufgrund des Syndroms bei Betroffenen mit einer Krebserkrankung grösser ist. „Die Bösartigkeit eines Tumors und dessen Behandlung können
eine TTC begünstigen. Die Mechanismen dahinter sollten weiter erforscht werden"
(Templin et. al, 2015). Aufgrund der Studie sei zudem die Frage nach der potentiellen
Kardiotoxizität von Chemo-Therapien zu erforschen (DGK, Abstract 500 V, 2016). „Die
Ursache für die Koinzidenz von Krebserkrankungen und TTC sowie deren pathophysio-
logische Hintergründe bleiben jedoch weiterhin unklar. Hier sind weiterführende Studien
erforderlich." (Möller et al., 2016).

4.4   Prävention

Patienten mit TTC, und/oder Krebserkrankung, entwickeln aufgrund der Lebensbedrohung häufig Angstzustände. Psychologische Beratung und eine entsprechende Begleittherapie könnten Betroffenen Unterstützung bieten. Die Wirkung einer Verhaltenstherapie konnte bislang noch nicht nachgewiesen werden. Dennoch könnte bei Patienten, die unter anhaltender psychischer Belastung wiederholt ein TTC erleiden, der Einsatz einer ‚Psychotherapie' sinnvoll sein, insbesondere dann, wenn vor der Diagnose bereits eine Angststörung oder Depression diagnostiziert wurde. Um TTC vorzubeugen ist der Abbau von Stress und das Erlernen von Stressbewältigung essenziell. Dazu zählen: Regelmäßige sportliche Betätigung, Herstellung der Work-Life-Balance sowie ein verbessertes Zeitmanagement mit effektiver Einteilung von Unterbrechungen und Pausen bei jeglicher Arbeit.

5 Fazit

Der wissenschaftlich bestätigte Zusammenhang von TTC und Krebserkrankung verdeutlicht, dass eine umfängliche Diagnostik beider Erkrankungen relevant ist. Aufgrund dieser Erkenntnisse ist bedeutsam, bei TTC-Betroffenen auch differentialdiagnostisch eine mögliche Tumorerkrankung auszuschließen. TTC-Patienten profitieren, wenn sie auf Krebs untersucht werden, denn die rechtzeitige Diagnose und eingeleitete Therapie kann maßgeblich lebensverlängernd für den Betroffenen sein. Aktuell sind keine evidenzbasierten Optionen zur Verhinderung von TTC-Rezidiven bekannt. Auch mit Betablockern entwickelten sich Rezidive. Ein Voranschreiten der Forschung könnte zur Wissensverbesserung über die ‚Interaktion von TTC und Krebs' beitragen.

Kritisch betrachtet werden sollte, dass der Zusammenhang einer TTC und einer möglichen zugrunde liegenden ‚psychosomatischen Grunderkrankung' nicht ausreichend untersucht wurde, obgleich bekannt ist, dass die Symptome nach einem vorausgegangenen Stresserlebnis mit hoher emotionaler Belastung einhergehen. Betroffene mit komorbider kardiovaskulärer und maligner Erkrankung profitieren, wenn künftig spezielle Behandlungsmöglichkeiten und ganzheitliche Therapieangebote, sowie geeignete Präventionsmaßnahmen, entwickelt werden.

Mögliche Therapieziele sollten so ausgerichtet sein, dass der Betroffene in seiner Ganzheit wahrgenommen und betrachtet wird. Neben der physischen Behandlung sollten auch Gedanken (Geist), Gefühle (Psyche/Seele) sowie das Gesundheitsverhalten und soziale Faktoren, als ganzheitliche Aspekte in die Behandlung mit einbezogen werden. Besonders Menschen mit Angststörungen und Depressionen weisen häufig ein Defizit an positiven Stressbewältigungsstrategien auf, daher besteht dort verstärkt Handlungsbedarf. Die gesundheitsbezogene Lebensqualität des einzelnen kann verbessert und zugleich die Morbidität- und Mortalitätsrate beider Erkrankungen insgesamt gesenkt werden.

Anhang 3: "Inzidenz für TTC in der Corona-Zeit"

Die COVID-19-Pandemie und die damit verbundenen Einschränkungen belasten einige Menschen offenbar so stark, dass sie eine Stress-Kardiomyopathie mit schwerer koronarer Akutsymptomatik entwickeln. Diese Schlussfolgerung lässt sich aus einer kleineren retrospektiven Kohortenstudie an zwei Kliniken in den USA ziehen, die während der Coronakrise eine deutliche Zunahme dieser auch unter dem Namen Takotsubo-Syndrom bekannten Erkrankung verzeichneten.

Inzidenz deutlich höher in März und April 2020

Beim Vergleich mit vier herzinfarktverdächtigen Patientengruppen aus Prä-Corona-Zeiten ergab sich eine signifikant erhöhte Rate von Stress-Kardiomyopathien während der Coronamonate März und April 2020. So lag in „normalen" Zeiten die Inzidenz der Stress-Kardiomyopathie bei 1,5 % bis 1,8 % aller wegen Verdachts auf Herzinfarkt therapierter Patienten. Während der Coronazeit betrug sie 7,8 %.

Der PCR-Test auf SARS-CoV-2 war bei allen Patienten aus der Pandemiegruppe negativ, die Aufenthaltsdauer auf Station mit durchschnittlich acht Tagen in den Krisenmonaten deutlich länger als in Zeiten vor COVID-19 mit durchschnittlich vier bis fünf Tagen. Im Hinblick auf andere Endpunkte wie Mortalität oder Wiederaufnahme innerhalb von 30 Tagen ergaben sich keine Unterschiede zwischen den Gruppen.

Stichprobenverzerrung nicht ausgeschlossen

Dass die erhöhte Rate an Stress-Kardiomyopathien auf psychische Belastungen durch die COVID-19-Pandemie zurückzuführen ist, bietet sich als naheliegende Erklärung an. Allerdings sind die Ergebnisse noch recht vorläufig und beschränken sich auf lediglich eine geografische Region, betonen die Autoren. Bedacht werden sollte außerdem, dass vermutlich viele Patienten mit akutem Koronarsyndrom während der Pandemie Krankenhausaufenthalte vermieden haben – eine Stichprobenverzerrung sei also nicht auszuschließen.

Quelle: Jabri A et al., JAMA NetwOpen 2020: 3: e2014780; DOI: 10.1001/jamanetworkopen2020.14780 [07.08.2020]
https://www.medical-tribune.de/medizin-und-forschung/artikel/takotsubo-a-la-corona-stress-kardiomyopathie-haeufiger-als-vor-der-pandemie/krankheitsbild/kardiologie/takotsubo-syndrom/

Anhang 4: "Internationales Takotsubo-Register"

Das Internationale Takotsubo-Register - unter Leitung von PD Dr. med. Dr. rer. nat. Christian Templin - mit Sitz am Universitätsspital in Zürich/Schweiz sammelt und analysiert retrospektiv und prospektiv Daten von Patienten mit Takotsubo-Kardiomyopathie. Mittlerweile sind hier nahe zu 2.000 Patienten registriert. Von diesem Register sind in der nächsten Zeit wesentliche Erkenntnisse zur Ätiopathogenese, Biomarkern, Begleiterkrankungen und Therapien zu erwarten.

Interessierte Kollegen und Zentren können jederzeit Kontakt aufnehmen und Patienten in das Register einschließen lassen (nähere Informationen unter *http://www.takotsubo-registry.com*).

"Analyse des Internationalen Takotsubo-Registers"

InterTAK Diagnostic Score

The InterTAK Diagnostic Score predicts the probability of the diagnosis of a Takotsubo cardiomyopathy event and differentiates patients from Acute coronary syndrome. The InterTAK Diagnostic Score is based on data from the International Takotsubo Registry and includes 7 clinical variabels that can be easily applied without using invasive imaging tools. The maximal score yields 100 points.

- ☐ **Female Sex** (25 points)
- ☐ **Emotional Stress** (24 points)
- ☐ **Physical Stress** (13 points)
- ☐ **No ST-Segment Depression** (12 points)
- ☐ **Acute, Former or Chronic Psychiatric Disorder** (11 points)
- ☐ **Acute, Former or Chronic Neurological Disorder** (9 points)
- ☐ **Prolonged QTc Time** (Female > 460ms; Male > 440ms) (6 points)

Total InterTAK Diagnostic Score: ☐
Probability of Takotsubo: ☐ %

Quelle: Leading Hospital, University Hospital Zürich, Prof. Dr. med. Christian Templin, PhD, 2021 (http://www.takotsubo-registry.com/takotsubo-score.html)

Literaturverzeichnis

Elesber, A. et al., (2006): Myocardial perfusion in apical ballooning syndrome correlate of myocardial injury. Am Heart J, 2006. 152(3): S. 469 e9-13.

Elesber, A., Prasad A., Lennon RJ., Wright RS., Lerman A., Rihal CS., (2007): Four-year recurrence rate and prognosis of the apical ballooning syndrome. J Am Coll Cardiol. 2007;50:448–52.

Erdmann E., (2011): Klinische Kardiologie, 8. Auflage, Heidelberg: Springer Verlag, 2011, S. 352-353

Gianni M,. Dentali F., Grandi A.M., Sumner G., Hiralal R., Lonn E., (2006): Apical ballooning syndrome or takotsubo cardiomyopathy: a systematic review. Eur Heart J. 2006; 27: 1523-9.

Hellmich, B., (2007): Fallbuch Innere Medizin, 3. Auflage, Stuttgart: Georg Thieme Verlag KG, 2007

Kessler, H., (2015): Kurzlehrbuch Medizinische Psychologie und Soziologie, 3. Auflage, Stuttgart: Thieme Verlag, 2016

Nef, H.M., Möllmann H., Hilpert P., Hamm C., Elsässer A., (2008): Tako-Tsubo-cardiomyopathy. Dtsch Med Wochenschr. 2008; 133:1629-1636.

Pilgrim, T.M., Wyss T.R., (2008): Takotsubo cardiomyopathy or transient left ventricular apical ballooning syndrome: A systematic review. Int J Cardiol, 2008. 124(3): p. 283-92.

Pottgießer, T., Ophoven, S., (2015): Die wichtigsten Fälle Innere Medizin, 3. Auflage, München: Elsevier GmbH, Urban & Fischer, 2015

Sato, H., Tateishi, H., Uchida, T., et al (1990): Tako-tsubo-like left ventricular dysfunction due to multivessel coronary spasm. In: Kodama, K., Haze, K., Hori, M. (eds), Clinical aspect of myocardial injury: from ischemia to heart failure. Kagakuhyoronsha, Tokyo, S. 56–64

Schneider B., Athanasiadis A., Schwab J., et al. (2010): Clinical spectrum of tako-tsubo cardiomyopathy in: Results of the tako-tsubo registry of the Arbeitsgemeinschaft Leitende Kardiologische Krankenhausärzte (ALKK). Dtsch Med Wochenschr. 2010; 135(39): S. 1908–1913

Stollberger, C., Finsterer, J., B. Schneider, B., (2006): Transient left ventricular dysfunction (tako-tsubo phenomenon): Findings and potential pathophysiological mechanisms. Can J Cardiol, 2006. 22(12): S. 1063-8.

Suttorp et al., (2016): Harrisons Innere Medizin, ABW Wissenschaftsverlag, 2016

Templin C., Ghadri J.R., Diekmann J., et al. (2015): Clinical Features and Outcomes of Takotsubo (Stress) Cardiomyopathy. N Engl J Med 2015; 373: 929–38.

Wedekind H., Möller K., Scholz KH., (2006): Tako-tsubo cardiomyopathy. Incidence in patients with acute coronary syndrome. Herz. 2006; 31 (4): 339–46.

Weihs V., Szucs D, Fellner B., et al. (2013): Stress-induced cardiomyopathy (Tako-Tsubo syndrome) in Austria. Eur Heart J Acute Cardiovasc Care 2013; 2: 137–46. 2.

Weihs V, Szucs D, Fellner B, et al. (2016) Electrocardiogram changes and wall motion abnormalities in the acute phase of Tako-Tsubo syndrome. Eur Heart J Acute Cardiovasc Care 2016; 5: 481–8.

Wittstein, I.S., Thiemann, D.R., Lima, J.A., Baughman, K.L., Schulman, S.P., Gerstenblith, G., et al. (2005): Neurohumoral features of myocardial stunning due to sudden emotional stress. N Engl J Med. 2005; 352: 539-548

Internetquellen

Akashi, Y.J., Goldstein, DS., Barbaro G., Ueyama, T., (2008): Takotsubo cardiomyopathy: a new form of acute, reversible heart failure. Circulation 118:2754–2762
https://pubmed.ncbi.nlm.nih.gov/12704494/ [Zugriff am 20.01.2021]

American Heart Association, Clinical Features and Outcomes of Patients With Malig-
nancy and Takotsubo Syndrome: Observations From the International Takotsubo
Registry - http://www.clinicaltrial.gov Journal of the American Heart Association
Volume 8, Issue 15, 6 August 2019 https://doi.org/10.1161/JAHA.118.010881
https://www.ahajournals.org/doi/epub/10.1161/JAHA.118.010881
[Zugriff am 11.01.2021]

Burgdorf, C., Erbel, R., (2010) Tako-Tsubo-Kardiomyopathie – Was wissen wir, und
was wissen wir nicht?. Herz 35, 227–230 (2010). https://doi.org/10.1007/s00059-
010-3348-9 https://link.springer.com/article/10.1007%2Fs00059-010-3348-9
[Zugriff: 11.01.2021]

Burgdorf C, Nef HM, Haghi D, Kurowski V, Radke PW., (2010) Tako-tsubo (stress-induced) cardiomyopathy and cancer. Ann Intern Med. 2010 Jun 15;152(12):830-1.
doi: 10.7326/0003-4819-152-12-201006150-00026. PMID: 20547921.
https://pubmed.ncbi.nlm.nih.gov/20547921/
https://www.acpjournals.org/doi/10.7326/0003-4819-152-12-201006150-00026
[Zugriff am 11.01.2021]

DGK Abstract V 500, (2016) Möller et al. Prevalence and Long-term Prognostic Impact
of Malignancies in Patients with Takotsubo Cardiomyopathy – Insights from a
Large Registry. Clin Res Cardiol 105, Suppl 1, March 2016 [Zugriff am
11.01.2021]

Deutsche Gesellschaft für Kardiologie (2016): Stress-Kardiomyopathie: „Broken Heart
Syndrome" könnte Frühzeichen für Krebs sein, in: *DGK,* Abstract V 500, Möller
et al. Prevalence and Long-term Prognostic Impact of Malignancies in Patients
with Takotsubo Cardiomyopathy – Insights from a Large Registry. Clin Res Cardiol 105, Suppl 1, March 2016 https://dgk.org/pressemitteilungen/2016-
jahrestagung/2016-ft-aktuelle-pm/2016-ft-pm/2016-pm-ft-tag2/stress-kardiomyo-
pathie-broken-heart-syndrome-koennte-fruehzeichen-fuer-krebs-sein/
[Zugriff am 11.01.2021]

ESC - Europäische Gesellschaft für Kardiologie - ESC-Abstract Nr. 87097; N. Tarantino et al: Takotsubo syndrome in patients with malignancies: a metanalysis
https://www.oncotrends.de/takotsubo-syndrom-krebs-verschlechtert-die-herz-
kreislauf-prognose-427133/ [Zugriff am 11.01.2021]

Gaziano T.A., Gaziano M.J., Epidemiologie kardiovaskulärer Erkrankungen
https://eref.thieme.de/images/supmat/9783940615503_266.pdf
[Zugriff am 29.01.2021]

Greco, C.A., De Rito, V., Petracca, M., Garzya, M., Donateo, M., Magliari, F., (2011): Takotsubo syndrome in a newborn. J Am Soc Echocardiogr 24(471):e5–e7 https://pubmed.ncbi.nlm.nih.gov/20810241/ [Zugriff am 20.01.2021]

Hachamovitch, R., Chang, J.D., Kuntz, R.E., Papageorgiou, P., Levin, M.S., Goldberger, A.L., (1995): Recurrent reversible cardiogenic shock triggered by emotional distress with no obstructive coronary disease. Am Heart J 129:1026–1028 https://pubmed.ncbi.nlm.nih.gov/7732961/ [Zugriff am 20.01.2021]

Kurowski V, Radke PW, Schunkert H, Burgdorf C., (2010): Patientenversorgung in der akuten Phase der stressinduzierten Kardiomyopathie (Tako-Tsubo-Kardiomyopathie) – und danach? Herz 35. DOI 10.1007/s0005901033498 [Zugriff am 11.01.2021]

Madhavan, M., Rihal, C.S., Lerman, A., Prasad, A. (2011): Acute heart failure in apical ballooning syndrome (TakoTsubo/stress cardiomyopathy): clinical correlates and Mayo Clinic risk score. J Am Coll Cardiol 57:1400–1401, https://pubmed.ncbi.nlm.nih.gov/21414539/ [Zugriff am 20.01.2021]

Migliore, F., Zorzi, A., Peruzza, F., Perazzolo-Marra, M., Tarantini, G., Iliceto, S., Corrado, D. (2013): Incidence and management of life-threatening arrhythmias in Takotsubo syndrome. Int J Cardiol 166(1):261–263. doi:10.1016/j.ijcard.2012.09.107, Epub 23 Oct 2012 https://pubmed.ncbi.nlm.nih.gov/23098850/ [Zugriff am 20.01.2021]

Möhlenkamp, S., Kleinbongard, P. & Erbel, R. (2020): Tako-Tsubo-Syndrom. Kardiologe 14, 323–336 (2020). https://doi.org/10.1007/s12181-020-00415-y [Zugriff am 20.01.2021]

Möller et al. (2016): Prevalence and Long-term Prognostic Impact of Malignancies in Patients with Takotsubo Cardiomyopathy - Insights from a Large Registry. Clin Res Cardiol 105, in: DGK Abstract V 500: Suppl 1, March 2016, [Zugriff am 11.01.2021]

Nef, H.M., Möllmann, H., Hamm, C.W., Elsässer, A. (2006): Tako-Tsubo-Kardiomyopathie – eine neue kardiale Entität? Herz 31:473–479 https://doi.org/10.1007/s00059-006-2858-y https://link.springer.com/article/10.1007%2Fs00059-006-2858-y [Zugriff am 11.01.2021]

Pilgrim, T.M., Wyss, T.R., (2008): Takotsubo cardiomyopathy or transient left ventricular apical ballooning syndrome: a systematic review. Int J Cardiol 124:283–292 https://pubmed.ncbi.nlm.nih.gov/17651841/ [Zugriff am 11.01.2021]

Pison, L., De Vusser, P., Mullens, W. (2004): Apical ballooning in relatives. Heart 90, e67, https://pubmed.ncbi.nlm.nih.gov/15547001/ [Zugriff am 29.01.2021]

Prasad, A., Lerman, A., Rihal, C.S., (2008): Apical ballooning syndrome - Tako-Tsubo or stress cardiomyopathy: a mimic of acute myocardial infarction. Am Heart J, 2008. 155(3): p. 408-17 [Zugriff am 29.01.2021]

Sharkey, S.W., Maron, B.J., (2014): Epidemiology and clinical profile of Takotsubo cardiomyopathy. Circ J 78(9):2119–2128, https://pub-med.ncbi.nlm.nih.gov/25099475/ [Zugriff am 29.01.2021]

Szardien S, Möllmann H, Elsässer A et al (2010) Historische und gegenwärtige patho-physiologische Konzepte der Tako-Tsubo-Kardiomyopathie. Herz 35., DOI 10.1007/s0005901033440 [Zugriff am 11.01.2021]

Tako-Tsubo-Register, http://www.takotsubo-registry.com/ [Zugriff am 29.01.2021]

Wedekind H, Möller K, Scholz KH (2006) Tako-Tsubo-Kardiomyopathie, Inzidenz bei Patienten mit akutem Koronarsyndrom. Herz 31:339–346 https://link.springer.com/article/10.1007%2Fs00059-006-2822-x [Zugriff am 02.01.2021]